SOCIÉTÉ DES VÉTÉRINAIRES DE L'ALLIER

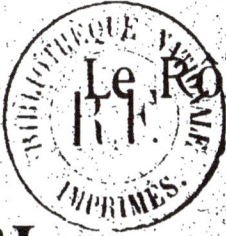

Le Rôle du Vétérinaire

DANS

l'Inspection du Lait

CONFÉRENCE FAITE LE 16 FÉVRIER 1908

PAR

M. le Professeur PORCHER, de l'Ecole vétérinaire de Lyon

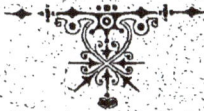

MOULINS

IMPRIMERIE CRÉPIN-LEBLOND

Rue Jean-Jacques-Rousseau, 13

—

1908

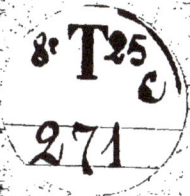

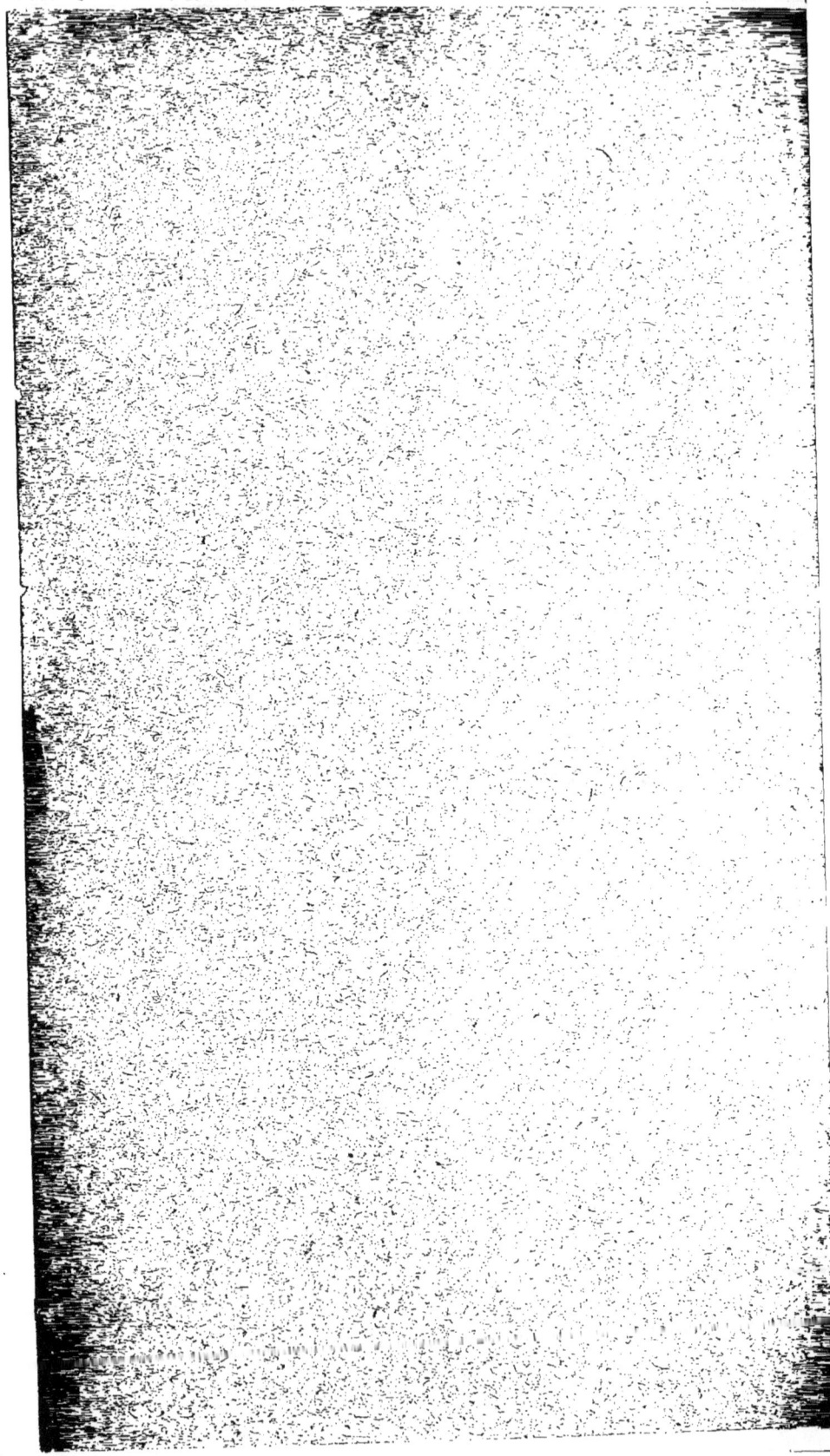

SOCIÉTÉ DES VÉTÉRINAIRES DE L'ALLIER

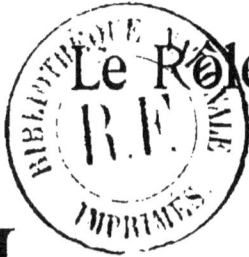

Le Rôle du Vétérinaire

DANS

l'Inspection du Lait

CONFÉRENCE FAITE LE 16 FÉVRIER 1908

PAR

M. le Professeur PORCHER, de l'Ecole vétérinaire de Lyon

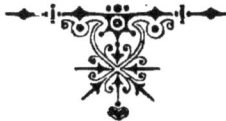

MOULINS

IMPRIMERIE CRÉPIN-LEBLOND

Rue Jean-Jacques-Rousseau, 13

—

1908

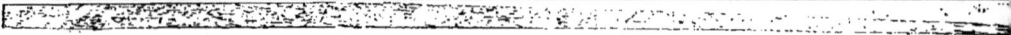

SOCIÉTÉ DES VÉTÉRINAIRES DE L'ALLIER

Le Rôle du Vétérinaire dans l'Inspection du Lait

Conférence faite le 16 Février 1908

Par M. le Professeur PORCHER, de l'Ecole vétérinaire de Lyon

MESSIEURS,

C'est un honneur pour moi de prendre la parole devant votre Société et je sais tout le prix qu'il faut attacher à l'obligeant accueil que vous voulez bien me réserver.

Aussi, pour vous en remercier, mes chers Confrères, je vais m'essayer à vous montrer dans quelle nouvelle direction votre activité doit s'employer pour vous conquérir des prérogatives d'autant plus légitimes que votre éducation scientifique vous y donne droit.

La « Question du lait » est de première importance en hygiène générale ; elle est de celles qui préoccupent à l'heure actuelle, et plus sérieusement que jamais, les pouvoirs publics à tous les degrés : Etat, départements, communes.

Cette importance n'a certes pas besoin, à vos yeux, de justification et je perdrais mon temps à vouloir étaler devant vous les arguments que celle-ci pourrait réclamer ; j'ai mieux à dire, je crois.

Je diviserai ma Conférence en deux parties :

Dans la première, je vous dirai *pourquoi* vous devez vous intéresser à la question du lait ; dans la seconde, je vous indiquerai *comment*, à mon sens, vous devez vous y intéresser.

Pourquoi le vétérinaire doit-il s'occuper de l'hygiène du lait ? Mais pour les bonnes raisons qu'il y va, Messieurs, premièrement de l'intérêt général, et deuxièmement de votre intérêt professionnel.

L'intérêt général réclame à grands cris un lait qui ne puisse pas être cause de maladies, un lait propre, sain, et nous verrons tout à l'heure que pour l'obtention d'un tel aliment, le vétérinaire est appelé à jouer un rôle de premier ordre.

Si nous laissons de côté la fraude qui s'exerce cependant sur une vaste échelle, vous n'ignorez pas que les conditions trop souvent déplorables dans lesquelles le lait est récolté peuvent le rendre nuisible, dangereux.

Il est bon de tuberculiner les vaches laitières, mais l'éradication de la tuberculose par la tuberculination ne résout pas entièrement le problème posé ici : il y a plus et mieux encore à faire ; il reste à améliorer l'étable, son installation, les conditions de la traite, le régime alimentaire de ses habitants, etc..., de façon à obtenir un aliment sain, c'est-à-dire un lait propre, provenant de vaches saines, bien nourries et traites dans des conditions de grande propreté.

Qu'importe que le lait provienne de vaches ayant répondu victorieusement à la tuberculine, si malheureusement il a été recueilli dans de fâcheuses conditions qui le prédisposent à en faire rapidement un véritable bouillon de culture.

Ces préoccupations constituent d'ailleurs la note dominante du troisième Congrès International de Laiterie qui s'est tenu à La Haye, en septembre dernier, et l'impression que j'ai ressentie en assistant et en prenant part quelquefois à la discussion des questions qui y ont été agitées est que tous ceux qui s'occupent d'industrie laitière, à quelque titre que ce soit, beurriers, fromagers et *a fortiori* ceux qui livrent à la consommation du lait en nature, réclament avant tout l'amélioration de l'hygiène de l'étable.

C'est bien là une question dont l'examen était réservé à la sous-section vétérinaire, mais elle prime tellement les autres qu'insensiblement, infailliblement, on en était amené, lorsqu'on discutait ces dernières dans les autres sections, à réclamer avant tout une meilleure hygiène de l'étable, c'est-à-dire des conditions de production du lait à l'abri de la critique même la moins difficile. Il ne peut y avoir de bon beurre, de bon fromage que si le lait est proprement trait sur des vaches propres, proprement logées et rationnellement alimentées.

Que dirons-nous alors dès qu'il s'agit du lait qui doit être consommé en nature, et surtout du lait destiné à l'enfant !

La grande réforme dans l'industrie laitière réside donc essentiellement dans *l'amélioration des conditions de la production*, et le vétérinaire est si bien désigné pour être le principal agent de cette réforme que tous ceux que le bon lait intéresse: agronomes, médecins... réclament votre concours dans cette œuvre ; vous ne sauriez vous dérober à cette invite parce que c'est d'abord votre devoir, ensuite votre intérêt.

Votre devoir, parce que le vétérinaire est le conseiller ordinaire du producteur. C'est à lui qu'il revient de montrer à son client la réelle signification de la tuberculination qui est plus souvent exigée par la grosse société laitière qu'elle n'est réclamée par le paysan lui-même, celui-ci n'en saisissant que mal ou même pas du tout les avantages ; c'est à vous, mes chers confrères, à attirer son attention sur l'importance de la propreté de l'étable, des soins qu'il faut apporter dans la traite et à bien lui faire toucher du doigt qu'il n'y a pas de petites améliorations, que si faibles soient-elles, celles-ci sont capables de rendre meilleures les qualités de la matière première, d'en augmenter la conservabilité et conséquemment d'en faciliter la vente et le transport.

Il y a, en ce moment, dans tous les pays civilisés, en Amérique comme en Europe, un vaste mouvement d'opinion réclamant un contrôle vétérinaire sérieux de la production.

Pourquoi, Messieurs ? Mais parce qu'on tiendrait avant tout à posséder un bon lait cru, qui soit tel que la vache nous le donne.

L'analyse physique et chimique nous signale le lait, non seulement comme un aliment complet, mais également, comme le dit mon maître et ami, le professeur Adam, d'Alfort, comme un mélange plein d'harmonie dont les variations de

composition, si sujettes qu'elles soient à des oscillations parfois
assez grandes, n'ont cependant aucun retentissement fâcheux
sur l'organisme.

A cette composition parfaitement établie et si harmonieuse-
ment conservée, nous devons ajouter que le lait est, comme
on se plaît à le dire, un aliment « vivant ». Il renferme de nombreuses diastases que l'on ne saurait toujours détruire impuné-
ment. Si elles ne sont pas indispensables dans la plupart des
cas, ainsi que le prouve l'emploi judicieux qui est fait du lait
stérilisé, on ne peut nier *a priori* qu'elles doivent jouer un rôle.
Leur présence même implique qu'elles doivent être de quelque
utilité. Cet argument, emprunté à la vieille théorie des causes
finales, est peut-être critiquable, mais au moins en le produi-
sant nous ne tenons qu'à une chose, c'est montrer qu'on ne
doit faire fi d'aucun principe constitutif du lait. Si le rôle des
diastases est encore loin d'être éclairci, ce n'est pas une raison
pour le nier : le sage n'a-t-il pas dit qu'on a toujours tendance
à ne pas croire aux choses qu'on ne s'explique pas?

Or, en voulant écarter, par la pasteurisation et mieux encore
par la stérilisation, les germes pathogènes qui souillent le lait,
on détruit en même temps les diastases régulièrement présentes
dans cet aliment.

L'Hygiène de la viande et du lait nous apprend que l'*Ame-
rican Medical Association* trouve qu'on a abusé de la pasteurisation. La pasteurisation, qui consiste à chauffer le lait à 85°
pendant quelques minutes, est un pur expédient, reconnaît l'un
de ses membres, le Dr Mc Alister, un remède incomplet et
dangereux, qui permet d'amener sur les marchés des grandes
villes un lait singulièrement modifié dans sa composition ; elle
ne détruit pas tous les germes, mais supprime les diastases. La
pasteurisation permet le commerce du lait sur une grande
échelle ; elle est faite, ne vous y trompez pas, surtout dans
l'intérêt de l'industriel et si elle comporte quelques avantages,
le consommateur n'en profite que par contre-coup.

A la *New-York medical Commission*, les membres médecins
ont déclaré qu'il convenait de développer le contrôle vétérinaire
de la production plutôt que de recommander la pasteurisation.

Toutefois, s'il est facile de faire le procès de la pasteurisation, il faut reconnaître qu'en l'état actuel de l'approvisionnement des villes, c'est un mal nécessaire.

L'idéal serait évidemment de produire le bon lait cru, dont nous avons déjà parlé, mais nous en sommes encore très éloignés, étant données les conditions générales de la pratique laitière et la routine indécrottable qui les régit.

Dans tous les cas, les progrès que l'hygiène générale attend de ce côté ne pourront se réaliser sans l'intervention active des vétérinaires. Vous devez vous donner tout entiers à cette nouvelle mission, et en admettant même — ce qui n'est pas, je viens de vous en donner la preuve — que votre concours ne soit pas réclamé par ceux qui ont le souci de la santé publique, il serait de votre propre intérêt d'intervenir, sans attendre d'y être conviés, dans cette palpitante question.

Votre intérêt, parce que les difficultés de la vie professionnelle s'accroissent, du moins pour certains d'entre nous, en raison de la concurrence grandissante que nous fait l'automobile. Gardons toutefois notre confiance en nous, et ce que nous perdons d'un côté, employons-nous à le retrouver de l'autre.

Il y a tant à faire sur le terrain de l'hygiène, que nous pouvons envisager l'avenir sans crainte aucune ; la méthode préventive offre d'ailleurs, avec moins de déboires, plus d'avantages, et des avantages de tous ordres, que la méthode curative. En d'autres termes, la conquête de l'hygiène vous rapportera certainement plus en honneurs et en profits que la lutte contre la maladie.

A vouloir assurer la production d'un bon lait, vous poursuivez par cela même un double but. Vous pénétrez d'abord dans l'étable qui, dans beaucoup de pays, est encore le fief de l'empirique : la mamelle vous fera donc conquérir la vache tout entière. En assurant ensuite à la consommation par l'homme un aliment de bonne qualité, vous êtes ce que sont nos confrères, les inspecteurs des viandes, des agents indispensables de l'hygiène générale. Votre fonction grandit en prestige ; vous êtes devenus des médecins de l'homme de l'ordre préventif.

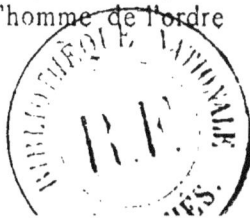

Comment le vétérinaire interviendra-t-il dans le contrôle du lait ?

Messieurs, il m'est arrivé assez souvent, dans ces dernières années, d'être consulté par quelques-uns de nos confrères sur la façon dont on doit entendre l'inspection du lait. Je vous avouerai très franchement que j'étais souvent embarrassé pour répondre, car qui dit simplement inspection du lait comprend et mélange des choses qui pourraient, à la rigueur, être parfaitement distinguées :

1° Le contrôle de la production ;

2° Le contrôle de la manutention et du transport :

3° Le contrôle de la vente.

Les modalités les plus diverses s'observant dans le commerce général du lait — ce n'est ni le lieu ni le moment de les rappeler, — la division que nous venons d'établir dans les phases que suit cet aliment pour passer du producteur au consommateur, ne réclame pas toujours d'être poussée aussi loin. Celui qui récolte le lait est souvent celui-là même qui en effectue la vente directe au consommateur.

Quoi qu'il en soit, il arrive un moment où le contrôle du lait — ce sera dans ses deux dernières phases — pourra réclamer l'analyse chimique de ce liquide. Et il y a lieu, alors, de se demander si, dans la lutte pour l'obtention d'un bon lait, l'examen chimique de celui-ci doit échapper au vétérinaire.

Je répondrai non et oui.

Non, si vous ne vous en tenez qu'aux éléments les plus simples du contrôle chimique ; oui, si vous voulez faire trop de chimie, parce que vos efforts seraient hors de proportion avec le but poursuivi, — je vous le prouverai dans un instant, — et aussi parce que vous avez mieux à faire.

Vous avez devant vous un confrère qui est en même temps un chimiste et vous allez être très surpris en m'entendant vous faire la critique de mes connaissances spéciales. Au surplus, il s'agit là d'une idée que j'ai déjà exposée à maintes reprises ces années dernières et qui a été tout récemment développée, avec beaucoup d'humour, par M. Adam, dans une conférence qu'il a faite à la Société des vétérinaires du Nord, le 15 décembre dernier.

En effet, la chimie du lait, il ne faut pas se le dissimuler, est des plus délicates et soulève de nombreuses difficultés dès l'instant où l'on tient à obtenir une grande exactitude dans l'expression analytique des résultats.

Comme, dans les conditions habituelles du commerce du lait, il faut aller vite, on ne saurait donc se livrer à des investigations par trop minutieuses, parce que leur sanction tarderait.

Aussi, dans l'impossibilité où l'on se trouve, dans la pratique courante du contrôle du lait, de pouvoir recourir aux procédés d'analyses exacts, mais généralement beaucoup trop longs, il faut se rabattre sur des procédés moins précis qui constituent malheureusement, il faut bien l'avouer, comme une arme à deux tranchants ; ils peuvent absoudre un lait fraudé, ils peuvent condamner un lait non adultéré.

Les variations naturelles de la composition du lait sont si étendues, elles dépendent d'un si grand nombre de facteurs que vous connaissez bien, race, alimentation, qu'elles serviront presque toujours à disculper le fraudeur, surtout si celui-ci sait se faire assister d'un bon avocat.

Pour saisir sûrement la fraude dans la plupart des cas, il faut se livrer à des manipulations souvent délicates, et encore, malgré cela, en dépit du soin avec lequel les chimistes et les physiciens se sont ingéniés à multiplier, à varier les méthodes d'appréciation du lait, l'analyse manquera son effet utile ; certes, le fraudeur sera frappé — et encore ! — mais il y aura longtemps que la marchandise suspecte, dont un échantillon avait été prélevé, aura été consommée.

J'estime, et c'est ce que je disais déjà à Versailles en novembre 1906, dans une conférence sur « l'approvisionnement des villes en lait », que l'analyse chimique d'une denrée aussi fragile que le lait ne peut donner les bons résultats qu'on en pouvait attendre en ce qui concerne la répression de la fraude, et conséquemment l'amélioration de la qualité du lait bu dans les villes.

Le rôle d'un laboratoire municipal se comprend aisément dans l'analyse de substances telles que vins, huiles, sirops, etc., qui, en raison de leur conservabilité, sont justiciables de l'enquête, quelquefois longue, pratiquée au laboratoire selon les indications de l'analyse chimique, mais il n'en est plus de même pour l'industrie du lait, et ce rôle perd beaucoup de son importance. L'éparpillement de la matière première, la multiplicité des mains par lesquelles, souvent, elle passe, son altérabilité, le fait que sa consommation suit généralement de très près sa vente, tout cela rend inutile, parce qu'inefficace, le contrôle chimique. Les résultats de celui-ci arrivent trop tard, le lait est consommé depuis longtemps, le mal peut être fait.

La justesse de cette remarque s'appuie encore sur ce qu'un lait pourra se tenir dans les limites de la pureté telle qu'elle est qualifiée par des règlements souvent excessifs, et cependant être souillé de germes pathogènes qui, bien que dangereux, n'altèrent pourtant en rien par leur présence l'aspect extérieur du lait et ses qualités purement nutritives.

Ne sait-on pas également que le lait provenant d'animaux nourris avec des feuilles de navets, des aliments avariés, provoque de la diarrhée chez les jeunes enfants qui le consomment, et cependant l'examen chimique, avec ses méthodes *actuelles*, n'y trouvera rien d'anormal.

Vous voyez clairement, je l'espère, messieurs, que l'analyse chimique, si perfectionnée qu'elle soit, ne fournit que des renseignements incomplets, justement parce qu'ils ne sont que chimiques.

Ç'a été une première erreur, et une erreur grave, que d'avoir donné une base uniquement chimique aux multiples réglementations qui s'adressaient au commerce du lait ; c'en a été une seconde, non moins grave que la première, que de n'avoir en vue que la vente de cet aliment.

Ce n'est pas à coups de règlements que l'on modifie les mœurs, ce n'est pas par la menace perpétuelle d'une contrainte légale que les améliorations se produisent.

Le règlement est d'ordre essentiellement répressif, il est fait pour punir celui qui ne s'y conforme pas et non pour encourager celui qui en suit les articles.

Comme le dit autrement M. Adam : « En somme, que fait-on maintenant ? Uniquement de la répression. L'hygiène se fait gendarme, ce n'est pas son rôle. L'hygiène doit être éducatrice. »

Il éclate tellement aux yeux de tous que le système de la réglementation aux appréciations purement chimiques a fait faillite, que l'on réclame un changement de méthode. Ce que l'on veut, ce n'est pas un lait qui renferme une quantité donnée de beurre, — il est absurde en effet d'avoir *tant* fait dépendre la qualité d'un lait de sa richesse en matière grasse et je vous le montrerais si j'en avais le temps — ; non, on tient à posséder un aliment provenant de bêtes saines et proprement récolté.

Il faut avant tout le contrôle à l'origine, la surveillance de la source d'où jaillit le lait, c'est-à-dire de la vacherie et de ses habitants, et ceci obtenu, il ne restera plus qu'à empêcher la fraude depuis le producteur jusqu'au consommateur.

Dans cette œuvre de salubrité, il faut commencer par le commencement et ne pas mettre, comme on l'a fait jusqu'ici, la charrue avant les bœufs. A la base, le contrôle vétérinaire ; ensuite, le contrôle chimique. Le premier s'impose d'une façon expresse, et sans lui on ne construira rien de sérieux et de durable. Le second ne trouve sa raison d'être que dans les conditions présentes du commerce du lait, car vous le savez très bien, — et parmi les gens compétents, je ne rencontrerai sur ce point aucun contradicteur, — si chacun de nous possédait, pour son usage familial, une vache laitière saine, bien nourrie, convenablement logée et proprement traite, nous ne nous aviserions pas, pour être rassurés sur la qualité de son lait, d'en faire l'analyse chimique ; celle-ci serait superflue.

Malheureusement, ceci n'est une réalité que pour quelques privilégiés, et dans l'alimentation générale d'une ville le contrôle chimique aura toujours son utilité ; mais il ne sera plus cette fois que l'adjuvant du contrôle sanitaire et hygiénique vétérinaire.

Je vous ai dit, messieurs, il y a un instant, qu'on pouvait se demander si dans la lutte contre la fraude du lait la recherche chimique de celui-ci devait échapper au vétérinaire ; j'apporte maintenant une réponse plus complète à cette question.

Je pense que donner au vétérinaire quelques solides notions d'analyse chimique du lait, c'est le placer en bonne posture pour établir des relations d'effet à cause, entre les résultats de l'analyse chimique et les renseignements que l'examen de l'animal et de son alimentation lui aura fournis ; ces relations auraient beaucoup de chances de rester imprécises et obscures pour d'autres que pour lui. J'en déduis qu'il faut reconnaître au vétérinaire la possibilité de procéder à l'analyse chimique du lait dans la mesure exigée par les conditions actuelles du commerce et de la vente de cet aliment.

Rien ne peut s'opposer maintenant à ce que notre confrère ne soit préposé à l'inspection du lait sur les marchés. Là, il devra opérer vis-à-vis du lait comme le fait l'inspecteur des viandes aux abattoirs. L'examen du lait sera purement organoleptique, c'est vrai, mais il n'est pas douteux que, par l'habitude, notre confrère inspecteur n'arrive assez vite à distinguer le bon lait du mauvais, en s'en remettant uniquement aux sensations que lui fourniront la vue, l'odorat, le goût.

Si insuffisant que nous paraisse ce moyen d'appréciation du lait, il faut toutefois reconnaître qu'il est susceptible de rendre de grands services lorsque l'éducation des sens s'est affinée par une pratique assez longue.

Au besoin, l'examen organoleptique peut être complété par une prise rapide de densité et un dosage également rapide de matière grasse.

Si tout à l'heure, et en passant, j'ai fait le procès de ce dernier, c'est qu'on avait vraiment exagéré en voulant en faire l'unique pierre de touche dans l'appréciation de la qualité d'un lait.

Mais je reconnaîtrai bien volontiers avec vous que la détermination de la matière grasse peut rendre de grands services, moins peut-être encore pour combattre la fraude qu'en zootechnie pour évaluer les qualités beurrières d'une vache laitière. N'est-ce pas en Allemagne que les catalogues portent des trousses de contrôle du lait pour vétérinaires ; n'est-ce pas en Suisse que le professeur Zschokke, de l'école vétérinaire de Zurich, lequel enseigne cependant la pathologie, est d'avis que les appareils destinés à l'examen du lait sont aussi indispensables au vétérinaire que les instruments de chirurgie?

Si la possession des éléments essentiels de l'analyse du lait peut être de quelque utilité à notre confrère, en agrandissant sa sphère d'influence dans la question qui nous occupe, j'avoue cependant qu'il doit plutôt tourner son activité d'un autre côté que voici :

L'hygiène, ainsi que nous l'avons dit, doit être éducatrice ; elle doit tendre à modifier, sans à-coups, les mœurs déplorables qui régissent encore les habitudes de toute l'industrie laitière. Dans cet ordre d'idées, le rôle du vétérinaire est important. C'est à vous de produire une saine agitation sur la signification du contrôle du lait, de participer à cette campagne hygiénique par voies de conférences, d'articles insérés dans les journaux locaux ; c'est en ne craignant pas de vous répéter que vous en arriverez à modifier les idées et à abattre les préjugés.

Il faudra du temps, je le sais; d'ailleurs, on l'a dit avant moi : « Les transformations profondes ne sauraient être brusques, les transformations brusques ne sauraient être profondes. »

Ne cherchez pas trop dans cette voie à vous abriter derrière des dispositions codifiées. Car, si vous mettez en jeu le règlement, c'est avec l'arrière-pensée d'exercer une fonction autoritaire ; du même coup vous refrénez, vous effarouchez les bonnes volontés.

Il y aurait intérêt pour vous, Messieurs, et, avant vous, pour le but que vous poursuivez au nom de l'hygiène générale, d'organiser des *concours d'étables*. Votre Société pourrait, devrait en prendre l'initiative ; ce faisant, elle attirerait sur elle l'attention des pouvoirs publics et leur prouverait une fois de plus que les vétérinaires sont toujours au premier rang entre les artisans du progrès agricole.

La question des concours d'étables et leur rôle dans l'hygiène de la production laitière est de celles qui ont retenu vivement l'attention de la sous-section vétérinaire du dernier congrès de La Haye.

Deux rapports, le premier — de beaucoup le plus documenté — de M. Smeyers, ingénieur-agronome de l'Etat à Louvain (Belgique), le second, de M. Kroon, vétérinaire de l'Etat à Deventer (Hollande), nous ont montré tout ce qu'il y avait à attendre de ces concours.

En Belgique, au début, ces concours furent créés par certains comices agricoles, sur leur budget particulier, sans aucune allocation officielle. Depuis 1906, le département belge de l'agriculture, nous dit M. Smeyers, fournit une subvention de 50.000 francs, pour encourager les sociétés organisatrices de ces concours.

Il y a deux ans, à Lyon, à la Société d'agriculture, M. Arloing et moi avions eu un moment l'idée de provoquer le développement de pareils concours ; mais nous avons reculé devant la modicité des sommes qui auraient pu être mises à notre disposition. Je crois que nous avons eu tort. Avec des ressources même restreintes, on peut obtenir beaucoup de celui qui est récompensé ; la somme qui lui est affectée, si faible soit-elle, est pour lui un encouragement à faire mieux et plus.

Le progrès, ici comme dans beaucoup d'autres ordres d'idées, n'est que très difficilement, pour ne pas dire jamais, une conséquence de la contrainte légale ; il ne peut résulter que de la mise en jeu de l'activité individuelle excitée par l'intérêt, entretenue par l'émulation et sollicitée par l'encouragement officiel. C'est parce que tout cela a été bien compris que les concours d'étables ont donné de bons résultats en Belgique.

Il faut combiner les efforts des pouvoirs publics, des sociétés et comices agricoles, des sociétés vétérinaires et organiser des concours d'étables.

Le mode d'organisation des concours d'étables varie peu d'une région à l'autre. Je ne vous en donnerai qu'un rapide aperçu. Les étables sont visitées à deux reprises différentes à quelques mois d'intervalle par un jury qui comprend toujours un vétérinaire assisté d'un agronome et d'un praticien. La notation se fait suivant la méthode des points ; elle vise tout ce qui concerne l'amélioration de l'hygiène, hygiène des locaux, hygiène des animaux : bâtiments, leur situation, leur confort, plancher, plafond, aérage, éclairage, température, litière, propreté générale, etc. Rien ne s'opposerait à étendre encore les conditions du concours, à y faire rentrer la tuberculination par exemple.

Quoi qu'il en soit, le rôle du vétérinaire me paraît primordial dans ces concours d'étables, et c'est pourquoi je me permettrai de vous répéter ce que je disais devant la sous-section vétérinaire à nos confrères étrangers : « J'appelle l'attention des vétérinaires sur l'importance du rôle qu'ils ont à jouer à la faveur de l'organisation de ces concours d'étables. Leur influence y peut être grande, elle peut même y être prépondérante. A eux d'exercer dans la mesure de leurs moyens, surtout par l'intermédiaire des sociétés dont ils font partie, une pression continue sur les divers pouvoirs publics avec lesquels ils sont en relation pour obtenir quelques subsides venant rendre intéressants les concours dont ils auraient suggestionné, provoqué l'organisation. »

Sans être toute neuve — car je connais une grosse entreprise laitière de Paris qui a organisé des concours d'étables entre ses fournisseurs en leur allouant plus de 5.000 francs de prix — je crois que la question dont je viens de vous entretenir est de celles qui doivent retenir l'attention des vétérinaires.

En résumé, messieurs, les occasions ne manquent pas pour vous de donner la mesure de ce que vous pouvez faire dans cette question du lait.

A tous les degrés de votre hiérarchie et dans tous les milieux que vous pénétrez, faites montre de votre activité.

Membre d'une société d'agriculture, amorcez la discussion sur le contrôle sanitaire du lait et n'attendez pas qu'elle soit entamée par un collègue non vétérinaire.

Vétérinaire départemental ou municipal, c'est à vous d'exercer par la persuasion une pression insistante sur les pouvoirs publics et de les décider à entrer dans la voie des réformes, par des dispositions réglementaires, si l'on veut, puisqu'il en faut, mais aussi *et surtout* en suggérant l'idée des concours d'étables, en proposant de donner des certificats renouvelables aux fournisseurs consciencieux qui ouvriraient toutes grandes leurs portes à l'inspecteur, toutes manières efficaces d'arriver à un résultat, bien qu'elles soient en marge des règlements.

Je n'ai pas, en somme, à vous tracer dans le détail la ligne de conduite que je vous engage à suivre, il faut s'inspirer des circonstances, telles qu'on les rencontre, les faire naître quand elles n'existent pas.

Mais dites-vous bien, et ma présence ici est le gage de ma parole et de ma pensée intime, que si je n'ai pu aborder, faute de temps, bien des côtés intéressants pour vous de la question du lait, je n'en suis pas moins de tout cœur à votre disposition pour vous fournir tels renseignements que vous auriez à me demander.

C'est ma façon de vous remercier de votre charmant accueil et de votre bonne hospitalité.

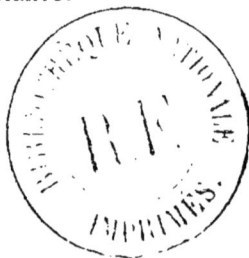

Moulins. — Imprimerie Crépin-Leblond.